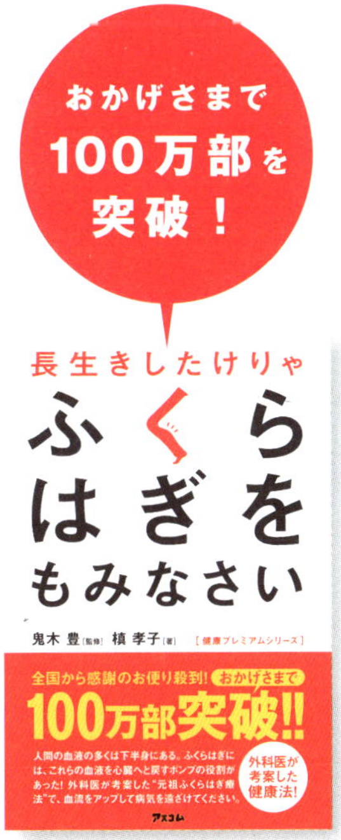

2013年の６月に発売した『**長生きしたけりゃふくらはぎをもみなさい**』は、たくさんの方々にお読みいただき、おかげさまで100万部を突破しました。多くの書店さんで総合ランキングの第１位になっている様子を見て、まるで自分の本ではないような不思議な気持ちになりました。

本を出す前までは、ふくらはぎマッサージ療法を世の中に広めるために地道に活動をしてきた私ですが、本が売れ始めてからは世界も一変。

テレビ番組からの出演依頼がつぎつぎに舞い込みました。『中居正広の金曜日のスマたちへ』（TBS）、『グッド！モーニング』（テレビ朝日）、『L4YOU!』（テレビ東京）など各局のすばらしい番組に出演させていただき、ふくらはぎマッサージ療法の効果ややり方をお話しする機会を頂戴しました。

中でも３回出演させていただいた『金スマ』の反響は大きく、さまざまな人からお問い合わせをいただきました。
長年にわたって、「ふくらはぎマッサージ療法で健康な人を増やしたい」と願ってきた私にとっては、本が広まり、メディアでご紹介いただく機会が増えたことは、心からうれしい思いでした。お力をいただいた方々には、あらためてお礼を申しあげます。本当にありがとうございました。

さて、そんな中、私のもとに次のようなご意見がたくさん寄せられるようになりました。

「槙さん、ふくらはぎマッサージのやり方をDVDにまとめてもらえませんか」

写真だけではなく、実際に映像を見ながら、毎日それに合わせて実践したい、というのです。これまで前著はもちろん、テレビでもやり方をご紹介してきましたが、番組を録画している人はごく少数。たしかに、「映像になったものが必要かもしれない」と感じました。
それからというもの、出版社のご担当者と何度も打ち合わせを重ね、ふくらはぎマッサージのやり方を１枚のDVDにまとめ、こうして出版することができました。
ふくらはぎマッサージのやり方はもちろん、前著ではご紹介していない「日常生活で血流が滞らない習慣」も収録しましたので、よりいっそうの健康ライフの一助になるものと自負しております。ぜひ、本書とともに、付録のDVDをごらんください。

槙 孝子

目次

この部分をDVDに収録しました

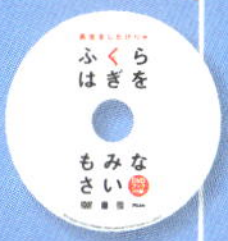

ふくらはぎは「第二の心臓」

ふくらはぎは「第二の心臓」と言われる大切な器官です。**人間の血液は約70％が下半身に集中しています。**ふくらはぎは心臓から流れてくる血液を受け止め、重力にさからって、せっせと心臓に戻すポンプの役割をしています。

ふくらはぎにある血液を心臓へと戻す静脈には血液の逆流をふせぐ弁がついており、もむことでその弁が開き、足のほうによどんでいた血液が心臓へ向かうのです。ふくらはぎをもむと血流がよくなるのは、このためです（P06図参照）。

ふくらはぎが、正常にポンプの役割をしていれば、体中の血流はよくなりますし、逆に、ポンプの機能が弱くなっていれば血流が悪くなって、いろいろな不調の原因になります。ふくらはぎが「第二の心臓」と言われるのはそのためなんです。

じつは、ふくらはぎは、動物の中で人間にしかないということをご存じですか？　イヌにも、ネコにも、ライオンにもないんです。二足歩行の人間だからこそ、下から上に血液を戻すポンプの機能が必要になったんです。

このポンプ機能が弱まると、血液が足によどんでしまいます。そのこわさがよくわかるのが**「エコノミークラス症候群」**です。成田空港だけでも、年間150人くらい発生していて、ときには命を落とすこともあるんです。

「エコノミークラス症候群」とは、飛行機や車で長時間座っていることで、血流が滞り、ときにはひざの裏側などに血栓ができ、立ったときに、それが肺に飛んで、血管を詰まらせるというこわい病気です。そのため、飛行機や車の中でも、ふくらはぎをもんだりさすったりして血流をよくしてあげることが、予防につながります。

超音波を使った実験で、**イスに座って30分後には、ふくらはぎ上部の血流のスピードが、座る前の半分くらいになってしまうことが確認されています**。座り仕事の人は、夕方になると足がパンパンにむくんでいることがありますよね。これも、ふくらはぎのポンプ機能が正常に働かなくなったためです。

ふくらはぎのポンプの機能が悪くなると、ほかにもいろいろな病気を引き起こしてしまいます。

逆に、ふくらはぎをよい状態にしてあげれば、体全体の血流がよくなり、いろいろな病気を遠ざけてくれるんです。

外科医が考案したふくらはぎマッサージ療法

じつは、**このふくらはぎマッサージ療法を考案したのは、石川洋一先生という外科医です**。東京慈恵会医科大学を卒業し、アメリカの病院でメスをふるうなど国際的に活躍された先生です。

きっかけは、今から30年ほど前。脱水症状を起こして衰弱し容態が悪化していた患者さんの腕から、石川先生が点滴を投与しようとしたときのことです。一刻も早く、投与しなければいけないのに、点滴液がなかなか落ちていきませんでした。

そこで、患者さんの体の向きを変えようとしたとき、脚全体が妙にひんやりしていることに気づいたんです。顔色も真っ青だったため、石川先生が無意識のうちにふくらはぎをさすり始めると、なんと点滴液が落ち始めたんです。真っ青だった顔色もみるみるよくなったそうです。

これを見た石川先生は、「**ふくらはぎをもむことで血流がよくなれば、多くの病気を予防、改善できる**」と思いたち、メスを捨て、ふくらはぎマッサージ療法ひとすじで、多くの治療実績を残されました。

石川先生はすでにお亡くなりになりましたが、私は、石川先生のふくらはぎマッサージ療法を継承し、多くの方々にお伝えしています。

■ふくらはぎの静脈の様子

静脈には血液の逆流をふせぐ弁がついている。静脈周囲の筋肉をもむことで弁が開き、血液が心臓へと向かう。

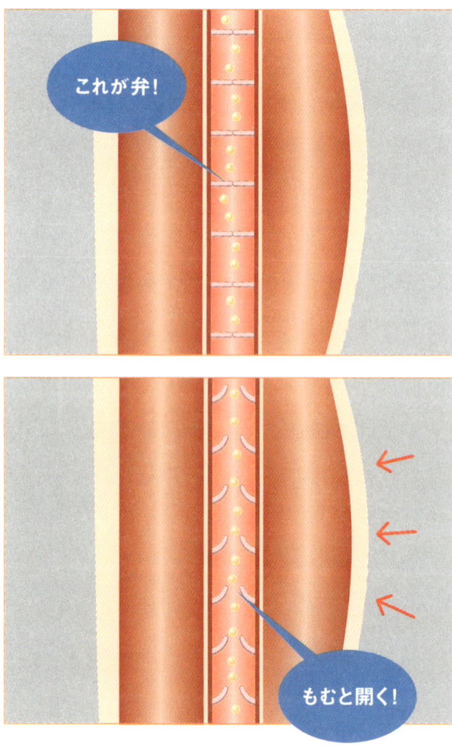

ふくらはぎが知らせる
5つの体調不良のシグナル

最近、ご自身のふくらはぎをさわったことがありますか？　温かい人もいれば、冷たい人もいる。カチカチの人もいれば、すごくやわらかい人もいると思います。人によって、温度もかたさもいろいろなんです。これは、その人の血流のよしあしをあらわしています。

心も体も元気で、健康な人のふくらはぎは、ほんのり温かく、つきたてのおもちのようにやわらかく、ゴムまりのように弾力があります。

ふくらはぎは、すねの裏側のふっくらした筋肉です。この筋肉が活発に収縮し、下半身に下りてくる血液をたえず上に押し上げて、心臓に戻すポンプとして働いています。「第二の心臓」と言われるほど大切な器官です。

前述の通り、ふくらはぎがあるのは人間だけです。イヌにも、ネコにも、サルにも、ふくらはぎはありません。なぜなら、動物は４本足で歩くからです。私たち人間だけが２本足で歩きます。だからこそ、引力によって下りてきた血液を、重力にさからって心臓に戻さないといけません。その大切な役割を果たしているのが、ふくらはぎのポンプ機能なのです。これによって、体中の血液の流れがよくなります。

でも、このポンプ機能がうまく働かないと、さまざまな不調を引き起こしてしまいます。逆に言うと、ふくらはぎの状態をチェックすることで、どんな不調があるか予測することもできるんです。心臓は、自分で直接さわって状態を確かめるわけにはいきませんが、第二の心臓であるふくらはぎは、直接さわったり、状態を確かめたりすることができます。まるでセルフドクターのように、体の不調を知らせ、つらさや痛みをやわらげてくれるんです。

前述の通り、健康な人のふくらはぎは、ゴムまりのように弾力があり、ほんのりと温かく、つきたてのおもちのようにやわらかです。

では、不調がある人のふくらはぎはどんな状態でしょうか。私は多くの人のふくらはぎを見てきて、次のように大きく５つに分けて考えています。

まず、ふくらはぎが「**熱くて、かたい人**」。この方々は、高血圧の可能性があります。

２番目に「**熱くて、やわらかい人**」。この方々は、急性の炎症があったり、風邪気味だったりします。

３番目は「**冷たくて、かたい人**」。この方々は冷え性や婦人病、また自律神経のバランスが崩れている可能性があります。

４番目は「**冷たくて、やわらかい人**」。この方々は糖尿病の可能性があります。

最後は、「**冷たくて、やわらかくて、弾力がない人**」。この方々は腎臓病の可能性があります。

こういう人は、ふくらはぎを本来の温かく、やわらかい状態に戻してあげなくてはいけません。まずはご自身のふくらはぎをさわって、思い当たるふしがないかチェックしてください。もし、思いあたるようなら、専門機関で診ていただくことをお勧めいたします。

冷えは万病のもと

平熱が36度を下回るような低体温の日本人が、とっても増えています。昔から「**冷えは万病のもと**」と言われていて、現代の医学では「**体温が１度下がると免疫力は30％以上、基礎代謝も10％以上落ちる**」とも言われています。

私たちは、ただでさえ体が冷えやすい生活をしています。

冬でも体を冷やすような食べ物をたくさん食べていますし、夏になればエアコンがあるのが当たり前で、冷たい飲み物を飲んでさらに体を冷やします。

どこに行くのも車で、あまり歩かない人も多いですよね。便利さと引き換えに、日本人の体は年齢を問わず冷えやすく、体温が乱高下しやすく、気温の変化についていけなくなっているんです。

こうして体が冷えることで、胃腸や心臓、腎臓の機能が低下したり、免疫力が落ちて風邪をひきやすくなったりします。特に高齢の人は、重篤な病気に発展してしまうこともあります。

また、脂肪や老廃物がたまって、むくんだり太ったりもします。あちこちに不調が出て、肌もくすんだり、髪もパサパサになったりします。

つまり、「血流が悪くなって体が冷える」ということは万病のもとなんです。

これは何とかして改善しないといけません。

次のような人は特に注意が必要です。

- **足がむくみやすい**
- **ふくらはぎが手のひらより冷たい**
- **おへその下がひんやりしている**
- **下腹部に不快感がある**
- **肩や首がひどくこる**
- **夜中にトイレやこむら返りでひんぱんに起きる**

こんな不調があったら、平熱に関係なく、血液のめぐりが悪くなって内臓を冷やしていることを警戒してください。

もむだけで体が温まって免疫力がアップ

では、血流をよくして、体を温めるためには、どうすればいいかと言うと、じつはかんたんです。毎日、ふくらはぎをマッサージすればいいんです。

ふくらはぎマッサージをする前とあとで、血流がどう変わるかを実験したサーモグラフィーでは、マッサージをする前に体内の血流が滞り青く映っていた人も、マッサージ後には血流がよくなって、上半身が赤く映っていました。

ふくらはぎマッサージは、冷えの改善に大きな効果をもたらします。入浴やふくらはぎにサポーターを巻くことでも、血流は上がりますが、**ふくらはぎマッサージは体の中からの「自家発電」です。効果とパワーがちがいます。**

毎日、5分でも10分でも構いません。ふくらはぎをもむことで、全身の血流がよくなり、病気を遠ざけてくれるんです。

全国から感謝のお便りが殺到！

私が何より感動したのは、前著『長生きしたけりゃふくらはぎをもみなさい』の読者の方々から編集部にたくさんのおハガキをいただいたことです。皆様「ふくらはぎをもんでぐっすり眠れるようになった」「以前は夜寝ても、３回や４回はトイレに行くので熟睡できなかったけれど、今では１回になってよく眠れる」「毎晩、こむら返りを起こしていたのに、ふくらはぎをもみ始めてからはすっかりなくなった」などと書いてくださっています。

次のページからは、実際に編集部に届いた読者の方々からの感謝のお便りをご紹介します。

読者の皆様の
おハガキを
紹介！

［ 血圧、血糖値について ］

「マッサージを続けた結果、**200以上あった血糖値が140～170に下がり、血圧も140以上あったのが110くらいに下がりました**。冷え症もよくなり、靴下をぬいで寝られるようになりました」　（58歳　男性）

「目からウロコが落ちる、とはこのことです。**糖尿病による腎症、高血圧、むくみの治療**を受けておりますが、ふくらはぎをもみ出してから、**血糖値、血圧が下がり始め、足が１日中温かい実感があります**。本当にいいことに気づかせていただき感謝です」

（69歳　女性）

「**下の血圧が90近くあり**悩んでいました。本を実践したところ不思議にも**70台まで下がり**、血圧を測るのがこわくなくなりました」　（70歳　女性）

「５年前に**遺伝性の糖尿病**と言われ、**血圧も少し高い**とのことで、血液検査を２か月に１回していました。結果は普通の人とあまり変わりませんでしたが、主治医に『**これは薬を飲んでいるから**』と言われました。

ふくらはぎの本を試してみようと相談したところ、**いきなり検査報告書を投げつけられました**。あわてて会計を済ませ、ガタガタ震えながら、なぜか考えた結果、『**しばらく薬を休みたく、自分で食事療法と運動をする**』という旨を話したことが気にさわったのだと思います。

本を参考に、毎日努力して、別の病院で何も言わずに血液検査をしてもらった結果、『**どこも悪いところはない健康体ですよ**』と言われました。本当にうれしかったです。先のような医者がいることがはじめてわかりました。いつまでも薬を飲み続けさせられるところでした。これからも本に沿って、続けていきます。ありがとうございました」（79歳　女性）

[腰痛、こむら返り、ひざ痛、肩こりについて]

「始めて数日ですが、**腰痛、ひざ痛がうそのように改善しだしたのは驚きです**。あの痛さは何だったのだろう？と思ってしまいます。これから毎日かかさず続けてみます。**よい本を見つけました!!**」

（54歳　女性）

「日頃から**こむら返りに悩んで**いましたが、ふくらはぎマッサージを10分やることで、**痛さがなくなり**、朝の寝起きに**おもいきり背伸びする**ことができて快適です」

（76歳　男性）

「**体に発疹があり、足が冷たく、夜睡眠が２～３時間**の日が続いていました。この本に出あい、早速実践。**体の変化**にただただ驚き、感動、感謝の心持ちでいっぱいです。**人間の体は、すばらしく設計されている**ことをこの本を通して知りました。私のように**薬に頼り、副作用に苦しむ一人でも多くの人**が読んでほしい本です。感謝！」

（66歳　女性）

「長いこと**こむら返り**で悩まされてきました。この本に出あい早速マッサージを始めると、**症状は回復しました**。また、**腸捻転の手術後の内臓の不調も治ってきました**。長年の悩みを解決してくれた“**バイブル**”です。ありがとうございました」(85歳　男性)

「運動不足の日々が続き、太り、長く歩いたことで**ひざ痛**になってしまいました。この本を見つけ、**買って試したその日からひざが楽になり、よかったです**。以来、ひざの調子が悪いときにもんでます。これなら続きそうです。感謝しています」

(39歳　女性)

「**左肩の張り**が気になっていたとき、この本に出あい、すぐに購入。両足のふくらはぎをさわってみると、**左のほうが、右より張っている(太く見える)**ように思い、すぐもみ始めました。1～2時間もむと、**気づくと肩の張りがなくなり驚きました**。寝られないときも、よくもむと、**ぐっすり寝られます**」

(70歳　女性)

[不眠、ストレス、生理痛について]

「私は、**なかなか夜すぐ眠れず**、何度も何度も羊を数えたりしてやっと眠れるのですが、この本に出あって、**夜ふくらはぎをもんでから寝ると、すーっと眠れます。頭痛も悩み**だったのですが、**それも解消されつつあります**。本当に感謝しています！　友達や家族にも勧めていきたいと思います」　(25歳　女性)

「**抑うつ症状のために精神科に7年間通い、投薬、カウンセリングを受けています**。しかし、一向によくなる傾向はなく、絶望しかけておりましたが、"ふくらはぎもみ"に出あい、ちょっと希望がもてるようになりました。**不眠状態が改善、月経痛、便秘が軽減、それにともない精神状態もよくなりつつあります。わずか2か月です**。ありがとうございます」(24歳　女性)

「かかりつけの**循環器内科クリニックの医師の勧め**で購入し、しばしば実行してみました。**下半身のむくみに思いのほか効果があり、熟睡できるようになり、履きにくかった靴も履けるようになりました**」(87歳　男性)

ふくらはぎ
マッサージ
［実践編］

いつでも、どこでも、
誰にでもできるふくらはぎマッサージ

ふくらはぎマッサージは、いつでも、どこでも、誰にでもかんたんにできることが特徴です。自宅はもちろん、電車の中でも、会社でも、どこでもできます。

肩や腰だと自分ではなかなかもむことができませんが、ふくらはぎなら、とってももみやすいです。ちょっと空いた時間を使ってもめば、滞っていた血流が一気に流れ始め、体がポカポカしてくるはずです。ここからは、ふくらはぎマッサージの具体的な方法をご紹介します。**DVDにも収録してありますので、ぜひ併せてごらんくださいね。**

基本編

床に座ってもむ基本のマッサージです。
ふくらはぎの５つのラインをもんでいきます。

応用編 1

つかむ、さする、たたく。
もむのに疲れたり、指の力が弱い人には、これ。

応用編 2

イスに座ってやるマッサージ。
いつでも、どこでも、かんたんにできます。

基本編

基本のマッサージ

まずは、床にあぐらをかいてやる基本のマッサージです。5～10分でできるので、今日から始めてみてくださいね。

＊下肢静脈瘤のある方、妊婦の方は、医師に相談の上、行ってください。
＊効果には個人差があります。

マッサージする５つのライン

ふくらはぎをさまざまな角度からもむことで、血流をよくします。
もむのは、次の５つのラインです。

1 内側

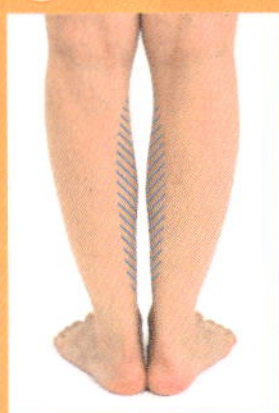

2 真ん中

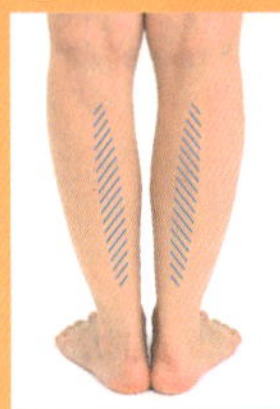

3 外側

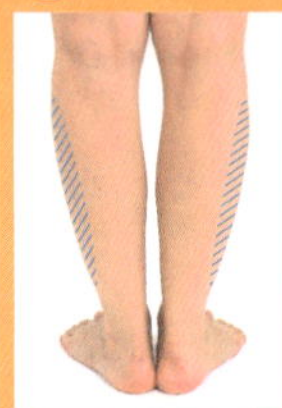

4 ひざ裏

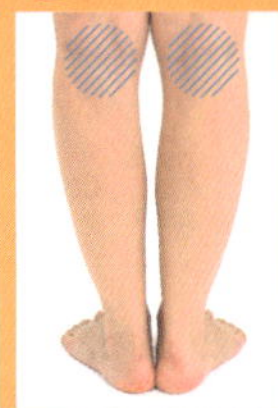

5 アキレス腱

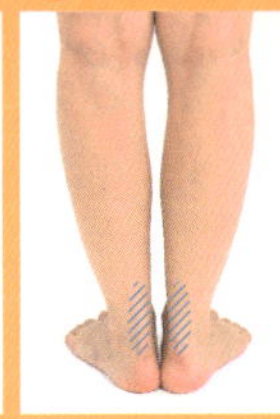

もむときの４つのポイント

1 親指を重ねる

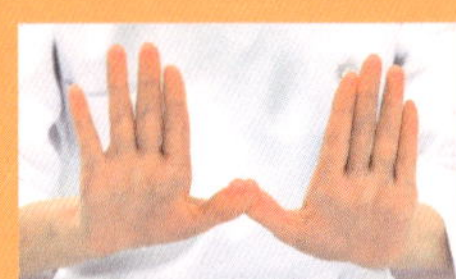

内側、真ん中、外側をもむときは、写真のように両手のひらの親指と親指を重ねる。どちらの指が上にきてもOK。

2 息を吐きながら、「痛気持ちいい」くらいの強さで押す

押すときには、フーッと息を吐く。吐ききったら、スッと息を吸い、次のポイントに移動する。押す強さは、「痛気持ちいい」くらいに。

3 心臓に血液を戻すイメージで

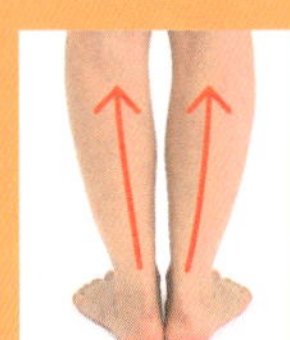

マッサージの基本は「下から上へ」。血液を心臓に戻すイメージで行って。

4 水を飲む

ふくらはぎマッサージをやるときは汗をかき、水分を失う。そのため、やる前とあとに、コップ１杯の水を、ゆっくり、時間をかけて飲むこと。

基本編

ライン①

内側

あぐらをかき、ふくらはぎの内側の骨のきわに沿って押していく

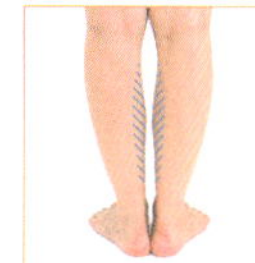

❶ あぐらをかく

まずは右足をマッサージ。
自分から見て右足が前になるようにあぐらをかきます。

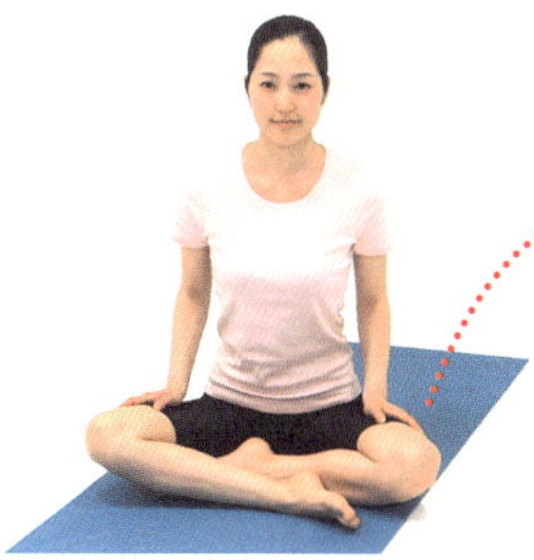

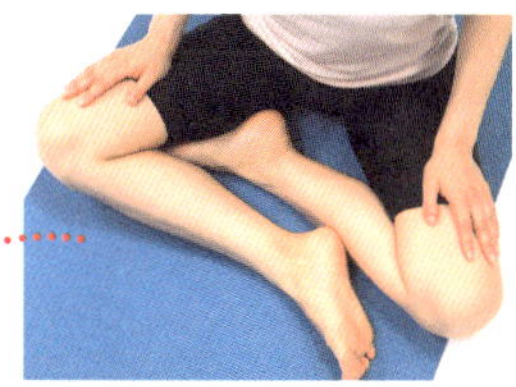

❷ 内くるぶしから もんでいく

両手の親指同士を重ね（どちらの指が上でも構いません）、内くるぶしに置き、息をフーッと吐きながら、体重をかけて、押します。強さは、痛気持ちいいくらい。

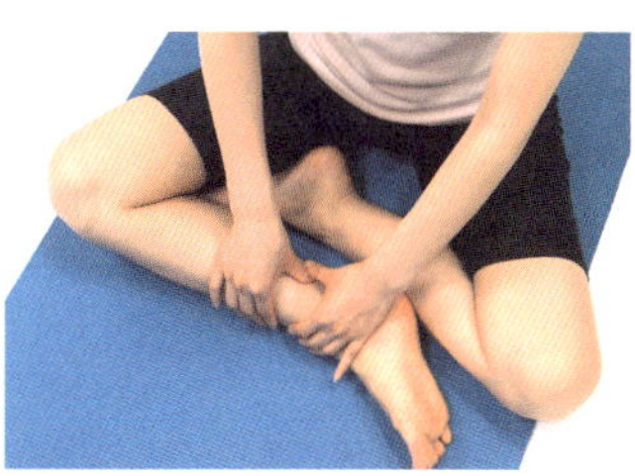

❸ 骨のきわに沿って、ひざ下までもむ

息を吐ききったところで、手を離し、スッと息を吸って、骨のきわに沿って３～４センチ間隔で上に移動し、同じように押します。これを、ひざ下まで行ったら、元の位置に戻り、もう一度繰り返します（2回繰り返す）。

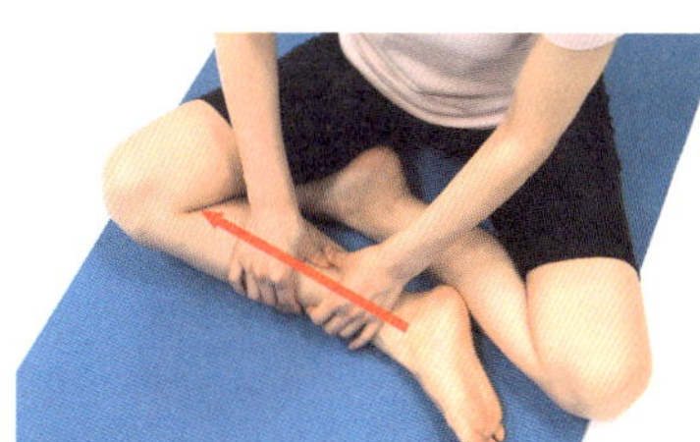

基本編

ライン②

真ん中

あぐらのまま、ふくらはぎの真ん中を押していく

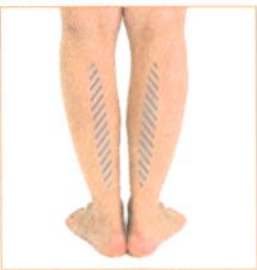

❶ あぐらをかいて、真ん中のラインをもむ

内側をもむときと同じあぐらの姿勢で、両手の親指を重ねてアキレス腱の上に置き、息を吐きながら、体重をかけて、押します。

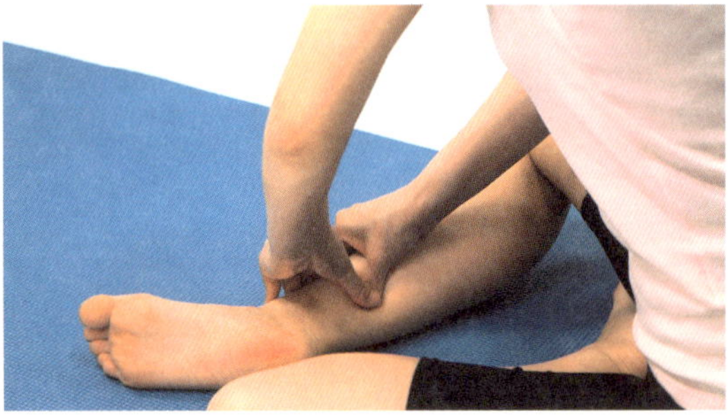

❷ ひざ裏までもむ

息を吐ききったところで、手を離し、スッと息を吸って、3～4センチ間隔で上に移動し、同じように押します。これを、ひざ裏まで行ったら、元の位置に戻り、もう一度繰り返します（2回繰り返す）。

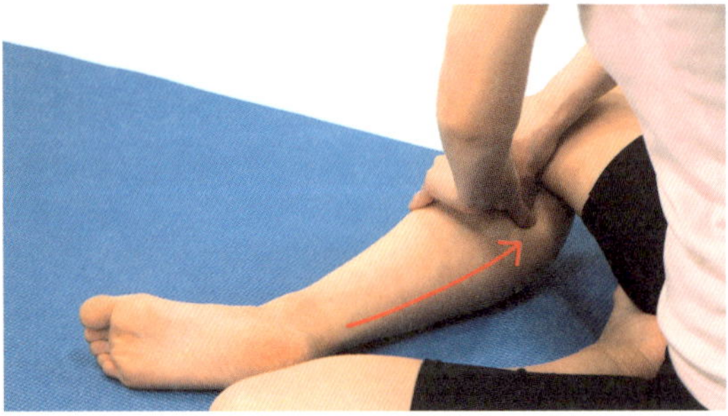

郵 便 は が き

切手を
お貼りください

105-0002

（受取人）

東京都港区愛宕1-1-11

（株）アスコム

長生きしたけりゃ
ふくらはぎをもみなさい
DVDブック　　**読者　係**

本書をお買いあげ頂き、誠にありがとうございました。お手数ですが、今後の出版の参考のため各項目にご記入のうえ、弊社までご返送ください。

お名前	男・女	才
ご住所　〒		
Tel	E-mail	
今後、著者や新刊に関する情報、新企画へのアンケート、セミナーのご案内などを郵送または eメールにて送付させていただいてもよろしいでしょうか？ □はい　□いいえ		

返送いただいた方の中から**抽選で5名**の方に
図書カード5000円分をプレゼントさせていただきます。

当選の発表はプレゼント商品の発送をもって代えさせていただきます。
※ご記入いただいた個人情報はプレゼントの発送以外に利用することはありません。
※本書へのご意見・ご感想に関しては、本書の広告などに文面を掲載させていただく場合がございます。

●本書へのご意見・ご感想をお聞かせください。

ご 協 力 あ り が と う ご ざ い ま し た。

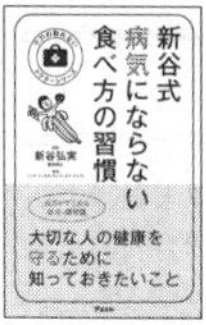

新谷式 病気にならない食べ方の習慣
新谷弘実
本体 952円＋税

食べ方を変えるだけで、自然免疫力がアップ！ 新谷式・健康の新常識で健康な体を手に入れる！

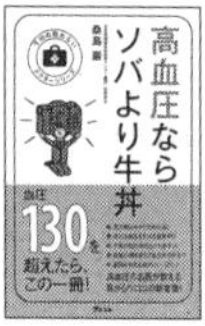

高血圧なら ソバより牛丼
桑島 巌
本体 952円＋税

「高血圧」と診断された。どうすればいい？〝高血圧初心者〟でもすぐに実践できる対処法を徹底解説。

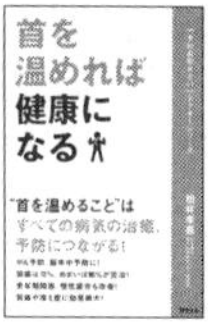

首を温めれば 健康になる
松井孝嘉
本体 952円＋税

10万人以上の首を治療してきた医師が伝授する、効果抜群、いますぐできる健康法。がん、脳卒中予防に！

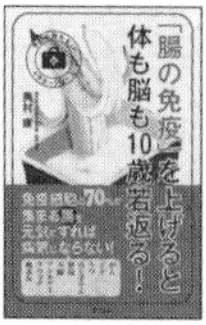

「腸の免疫」を上げると体も脳も10歳若返る！
奥村 康
本体 952円＋税

病気や老化をやっつける免疫細胞の70％は腸にある。免疫学の世界的権威による体をよみがえらせる方法。

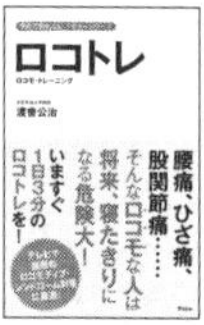

ロコトレ ロコモ・トレーニング
渡會公治
本体 952円＋税

これまで1000人が体験し90％の人に効果があったメソッドを紹介！ 話題のロコモ対策に最適の１冊。

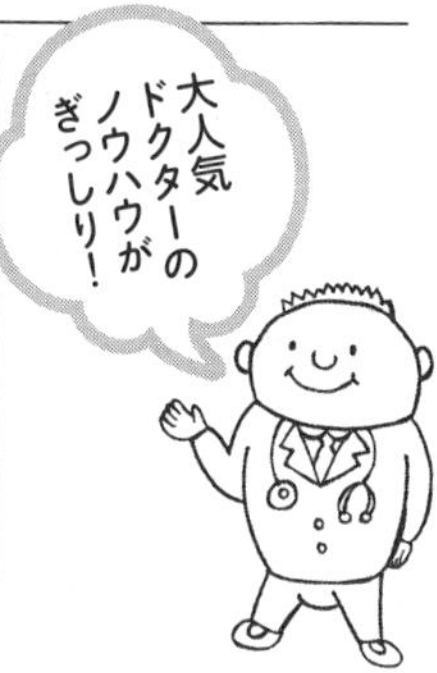

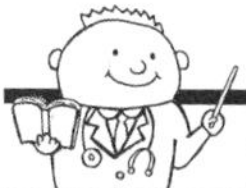

健康プレミアムシリーズ

腰痛は歩き方を変えるだけで完治する

酒井愼太郎

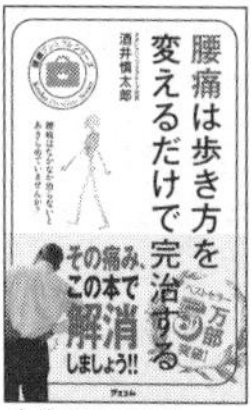

本体 952円＋税

1日5分から始められるウォーキング法！

「腰痛がなかなか治らない」と、あきらめるのはまだ早い！ 本書で初公開の「さかい式関節矯正ウォーキング」をマスターすれば、腰痛は完治します！

1日10分 すごくかんたんな体操で寝たきりにならない体になる！

石井直方

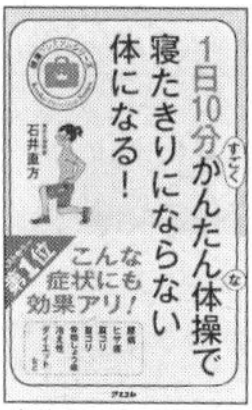

本体 952円＋税

筋肉づくり体操で老化を食い止める！

加齢とともに体の生理機能は低下します。それが一般的に言う「老化」。加齢は止められませんが、でも老化を遅らせることはできる。寝たきりにならない体は作れます！

基本編

ライン③

外側 1

横座りになって、ふくらはぎの外側の骨のきわに沿って押していく

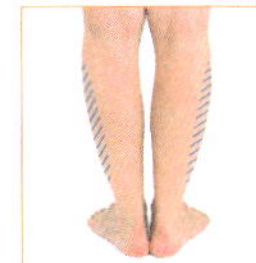

❶ 横座りの姿勢になる

先ほどのあぐらの姿勢から、横座りの姿勢にかえ、右足を床にピタリとつけます（横座りができない人は、次のページを参照）。

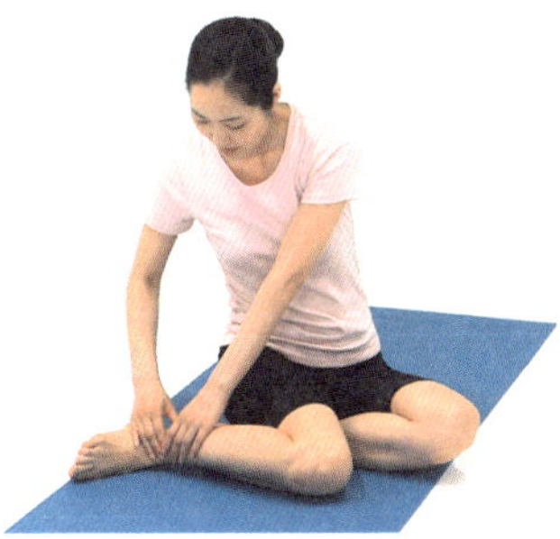

❷ 外くるぶしの骨のきわからもんでいく

両手の親指同士を重ね、外くるぶしの骨のきわに置き、息をフーッと吐きながら、体重をかけて、押します。強さは、痛気持ちいいくらい。

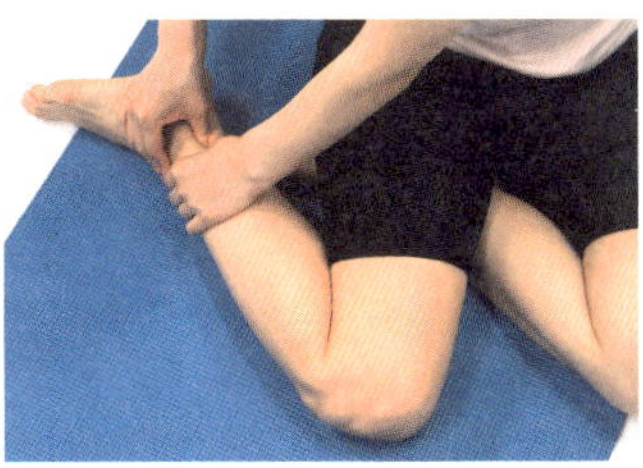

❸ 骨のきわに沿って、ひざ下までもむ

息を吐ききったところで、手を離し、スッと息を吸って、骨のきわに沿って３～４センチ間隔で上に移動し、同じように押します。これを、ひざ下まで行ったら、元の位置に戻り、もう一度繰り返します(2回繰り返す)。

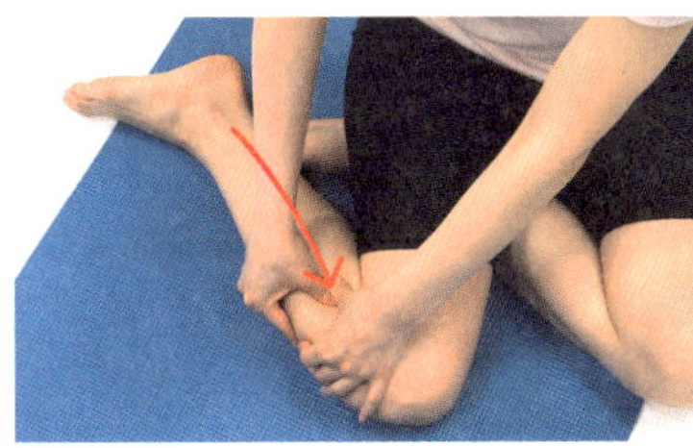

基本編

ライン③

外側 2

横座りができない場合

片ひざを立てて、片手でもむ

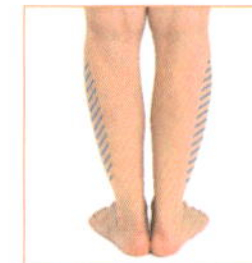

❶ 右ひざを立てる

横座りができない人は、右ひざを立てて行います。

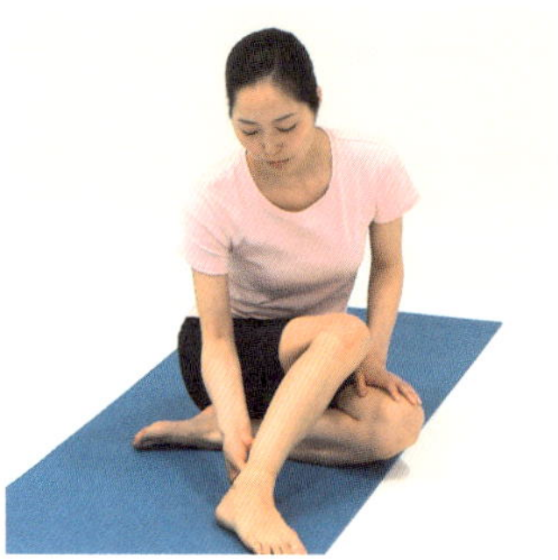

❷ 右手で押す

右手で足をつかみ、ふくらはぎの外側をもんでいきます。外くるぶしの骨のきわを、右手の親指で、息をフーッと吐きながら、体重をかけて、指が痛くならない程度の強さで、押します。

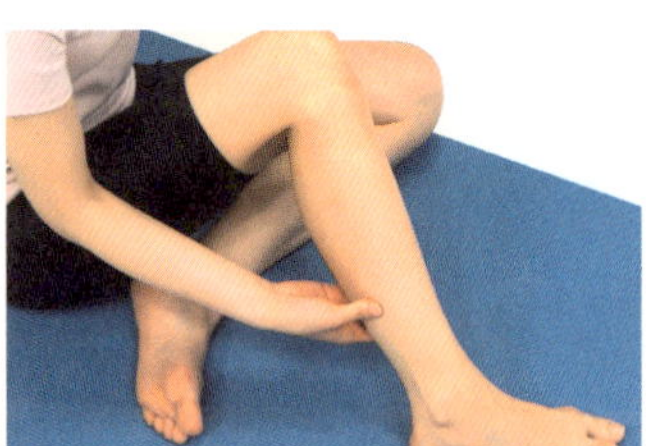

❸ 骨のきわに沿って、ひざ下までもむ

息を吐ききったところで、手を離し、スッと息を吸って、骨のきわに沿って3～4センチ間隔で上に移動し、同じように押します。これを、ひざ下まで行ったら、元の位置に戻り、もう一度繰り返します（2回繰り返す）。

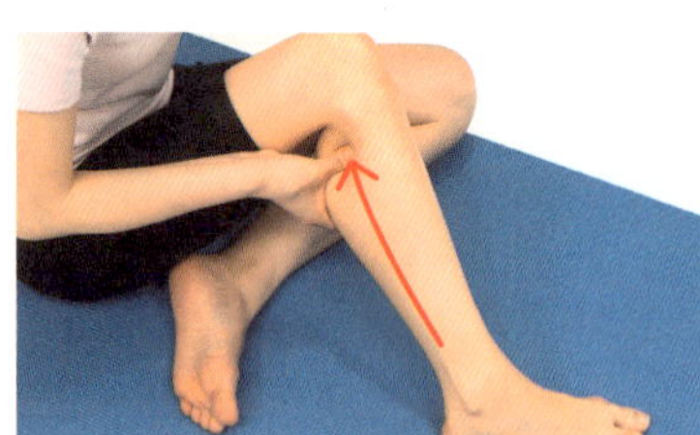

基本編

ライン④

ひざ裏

片ひざを立ててひざ裏のコリッとした部分を転がす

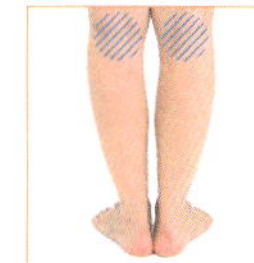

❶ 右ひざを立てる

右ひざを立て、少し胸のほうに引きます。

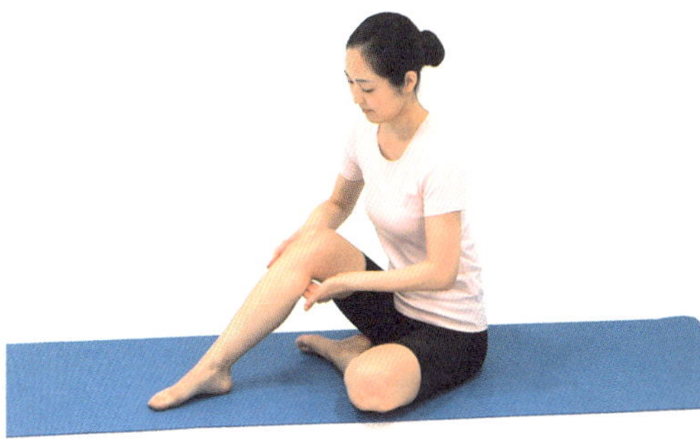

❷ コリコリを10回回す

ひざ裏のリンパ節のあるコリコリッとした部分を、両手の指先で押さえ、ゆっくりと、転がすように、やさしく回していきます。10回回します。

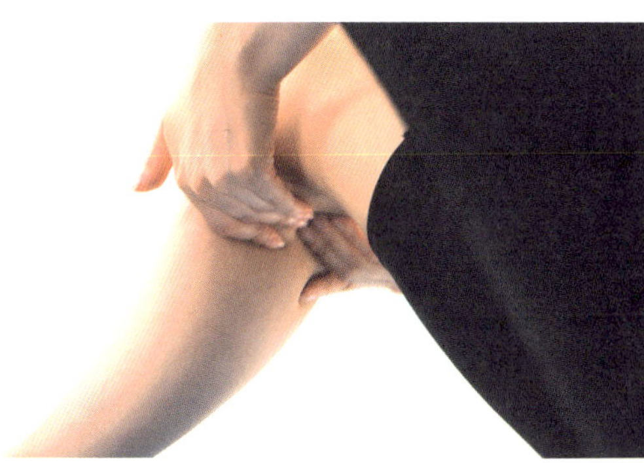

基本編

ライン⑤

アキレス腱

片ひざを立てて、片手でギュッギュッギュッと引っ張る

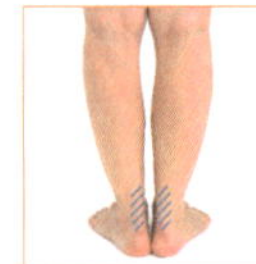

❶ 右ひざを立てる

ひざ裏のマッサージと同じ姿勢で。

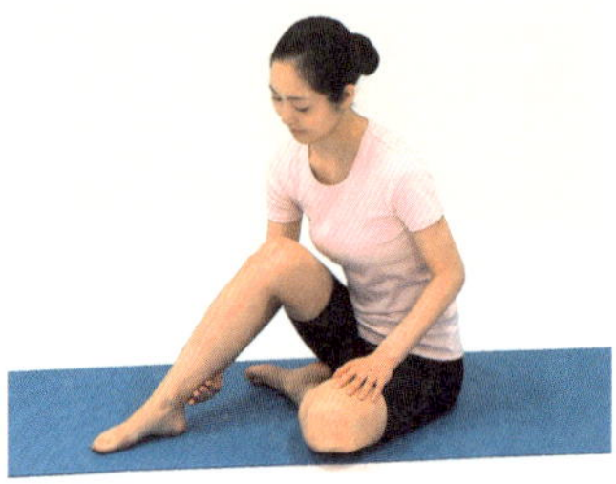

❷ ３か所を引っぱる

アキレス腱の下部、中央、上部の３か所を、それぞれ、片手でギュッギュッギュッとつかんで手前に引っぱります。これを５回繰り返します。

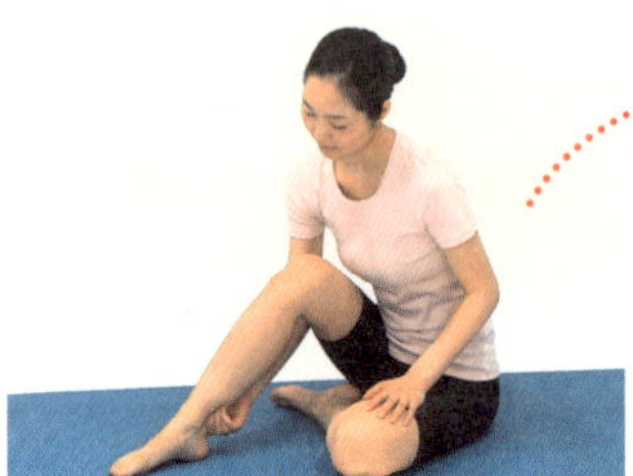

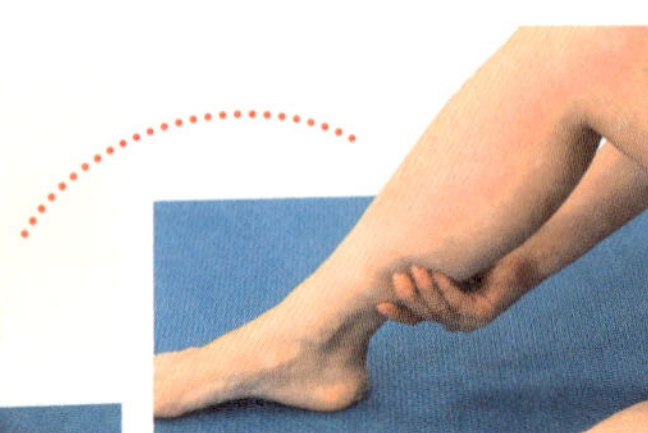

これで右足の５ラインのマッサージが終了！
左足も同様に行ってください。

応用編 1

つかむ、さする、たたく

ここからは、「毎日もむと、指が疲れる……」「指の力が弱い……」という人のために、「つかむ、さする、たたく」で血流をアップする方法をお教えします！どこでもできる方法なので、ぜひお試しくださいね。

！ ＊下肢静脈瘤のある方、妊婦の方は、医師に相談の上、行ってください。
＊効果には個人差があります。

応用編 1 つかむ

片手でギュッとつかんでマッサージ！

❶ 右ひざを立てる

右ひざを立てて、少し胸のほうに引き寄せます。

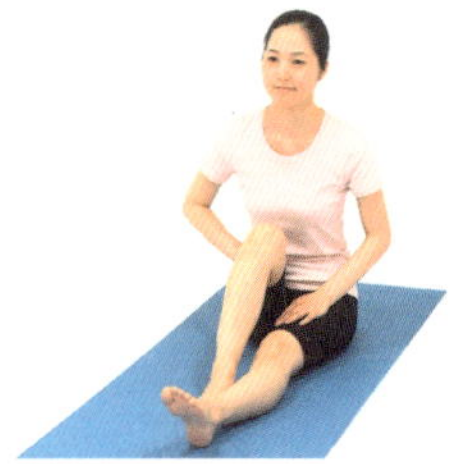

❷ 右手でつかむ

＊基本編の「真ん中」と同じ効果が得られる

ふくらはぎを右手でギュッとつかみ、息をフーッと吐きながら、体重をかけて、もみます。強さは痛気持ちいいくらいで。３～４センチ間隔で、ひざ下まで、もんでいきます。これを５回繰り返します。

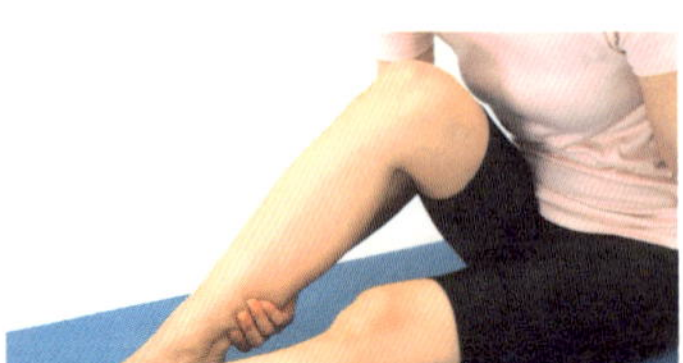

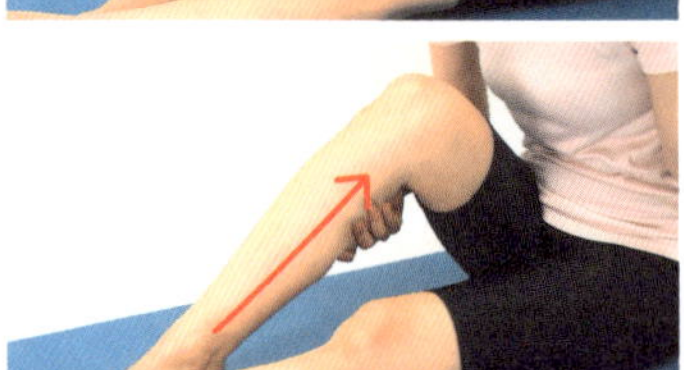

❸ 両手でつかむ

＊基本編の「内側、外側」と同じ効果が得られる

次に、写真のように両手でつかみ、息をフーッと吐きながら、体重をかけて、もみます。強さは痛気持ちいいくらいで。３～４センチ間隔で、ひざ下まで、もんでいきます。これを５回繰り返します。

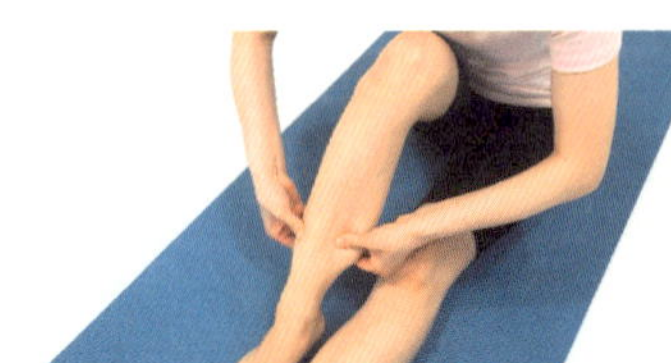

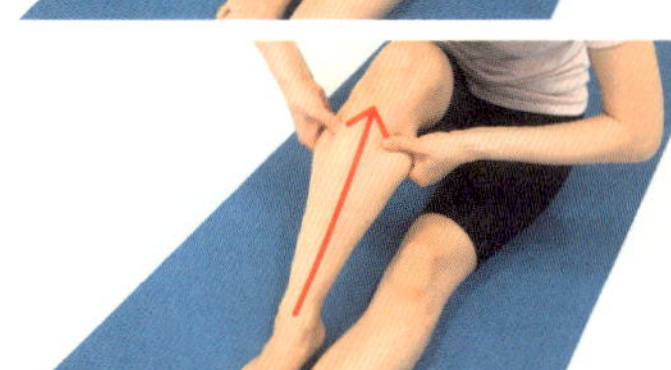

これで右足は終了！ 左足も同様に行ってください。

応用編 1 さする

両手のひらでやさしくさすり上げる

❶ 右ひざを立てる

右ひざを立てて、少し胸の
ほうに引き寄せます。

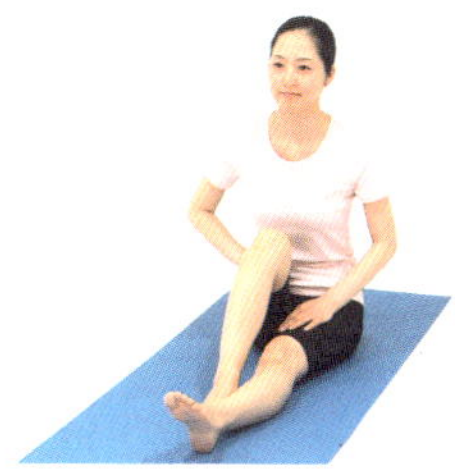

❷ 右手と左手を交互にさすり上げる

＊基本編の「真ん中」と同じ効果が得られる

ふくらはぎの真ん中を、両手のひらで下から上へとさすって
いきます。手のひらを肌にピッタリと密着させてください。
右手、左手を交互に動かし、１回。これを５回繰り返します。

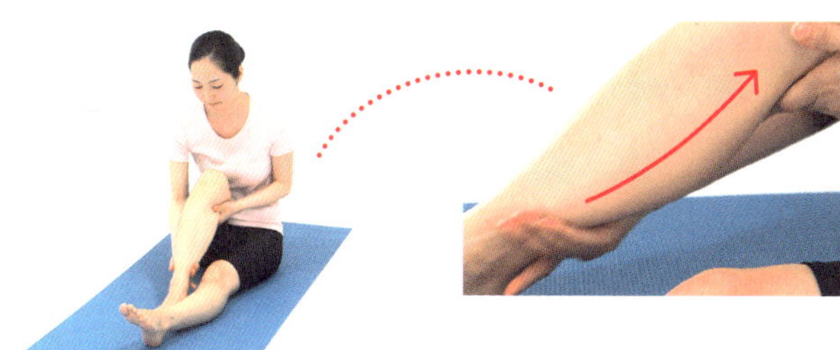

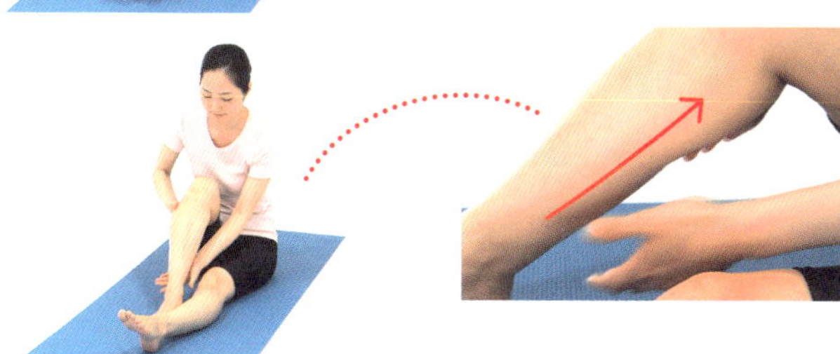

次ページへ続く

❸ 両手で包む

＊基本編の「内側、外側」と同じ効果が得られる

次に、写真のように両手でふくらはぎをすっぽりと包み込み、下から上へとさすり上げます。これを5回繰り返します。やさしく、やさしく、なでるようにさすってください。

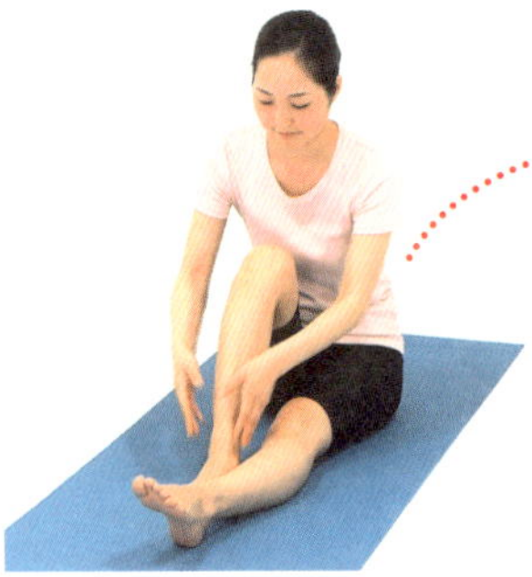

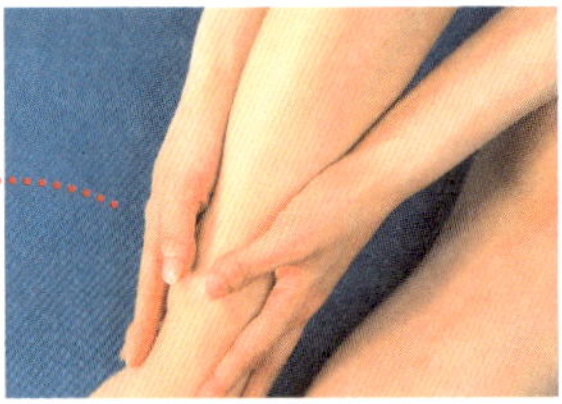

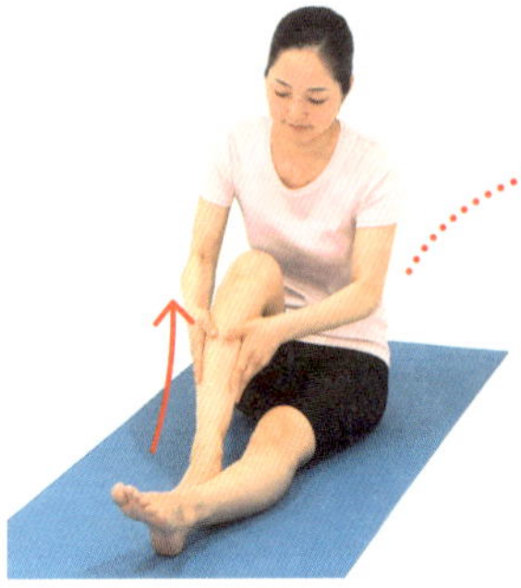

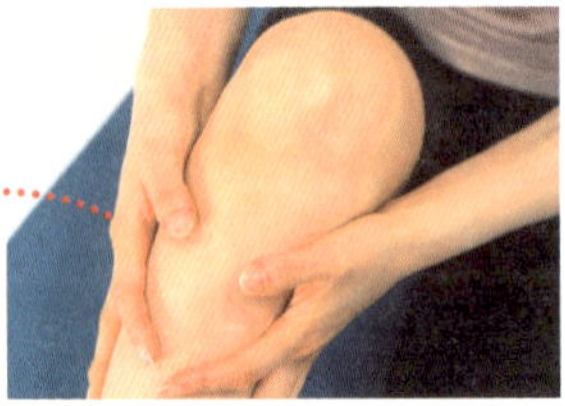

これで右足は終了！ 左足も同様に行ってください。

応用編 1 たたく

手のひらで、パン！ パン！パン！

❶ 右ひざを立てて、右手のひらでパン！

＊基本編の「真ん中」と同じ効果が得られる

右ひざを立て、ふくらはぎの真ん中のラインを、右手のひらで、下から上にパン！パン！パン！とたたいていきます。ひざ裏まできたら、元の位置に戻ります。これを５回繰り返します。

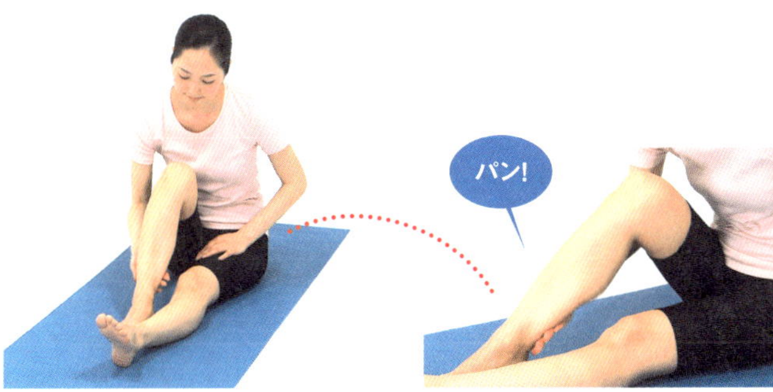

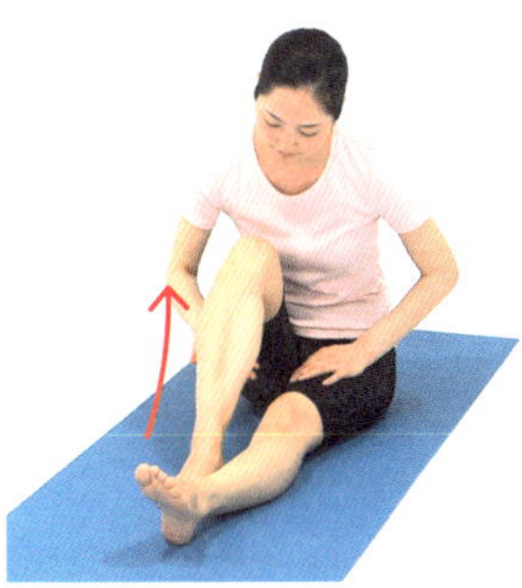

次ページへ続く

❷ 両手でパン！

＊基本編の「内側、外側」と同じ効果が得られる

次に、写真のように、ふくらはぎの両サイドを両手でパン！パン！パン！とたたいていきます。これも、下から上へ。ひざ下まできたら、元の位置に戻ります。これを５回繰り返します。

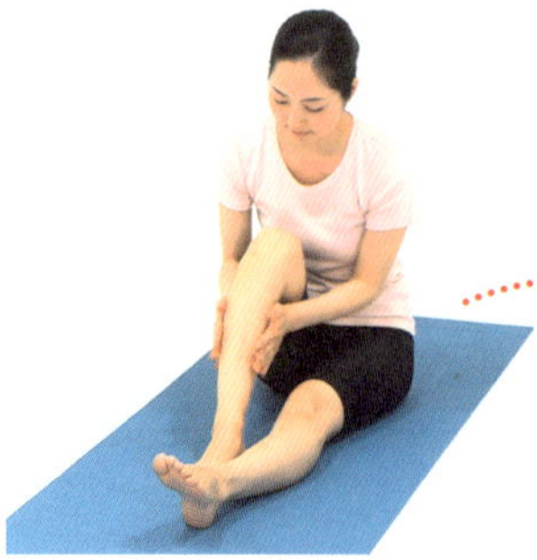

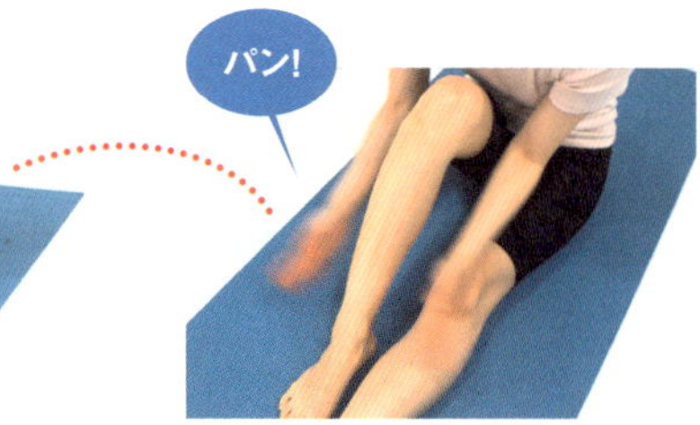

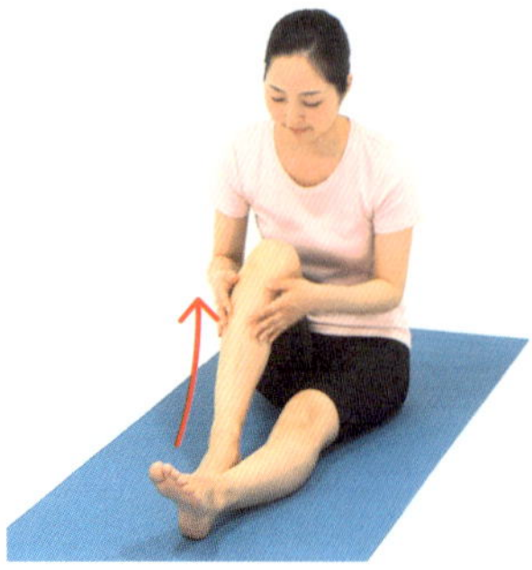

これで右足は終了！ 左足も同様に行ってください。

応用編 2

イスに座ってやるマッサージ

「仕事中などにイスに座ってやる方法も知りたい！」という方もいらっしゃるでしょう。そこで、ここではイスに座ったまま、内側、真ん中、外側の３ラインをマッサージする方法を伝授！　手を使わない、かんたんな方法です。

！
＊下肢静脈瘤のある方、妊婦の方は、医師に相談の上、行ってください。
＊効果には個人差があります。

応用編
2

ライン①

内側

内側のラインをシューッと

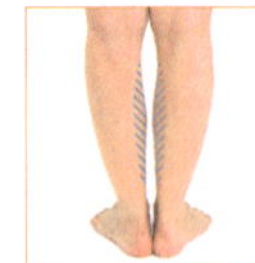

❶ イスに深く座る

イスに深く座り、シートの後部を両手でしっかりつかみます。

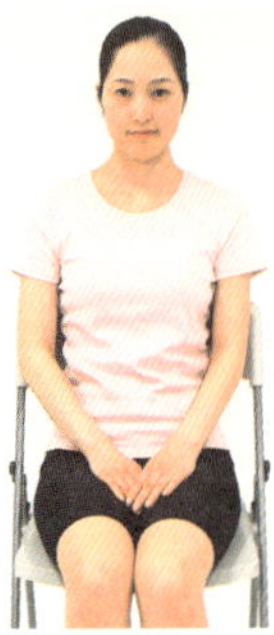

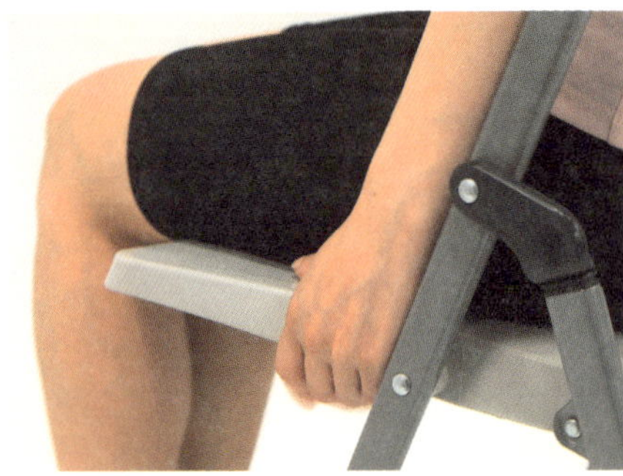

❷ 右足の内側をシューッと

左足のひざで、右足の内側を下から上に、シューッとこするようにマッサージ。下から上へ、5回繰り返します。

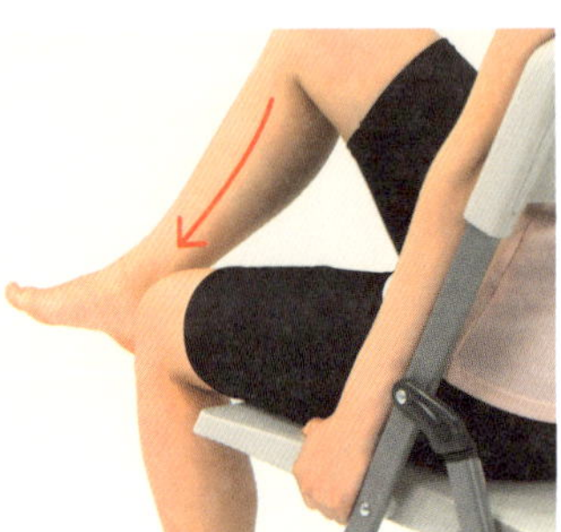

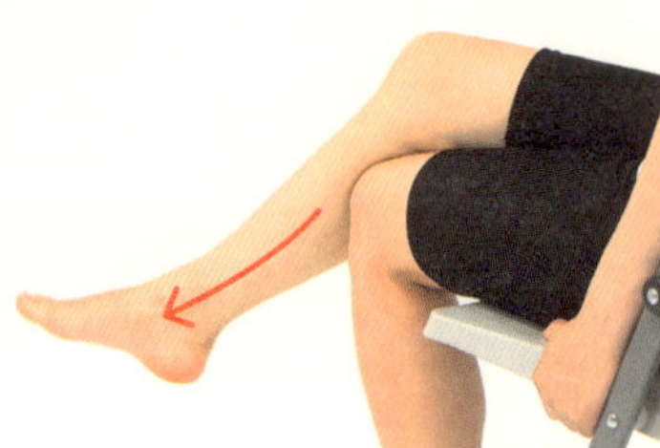

応用編
2

ライン②

真ん中

真ん中のラインをシューッと

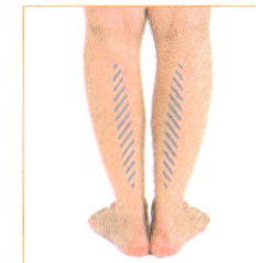

右足の真ん中をシューッと

左足のひざで、右足の真ん中を下から上に、シューッとこするようにマッサージ。下から上へ、5回繰り返します。

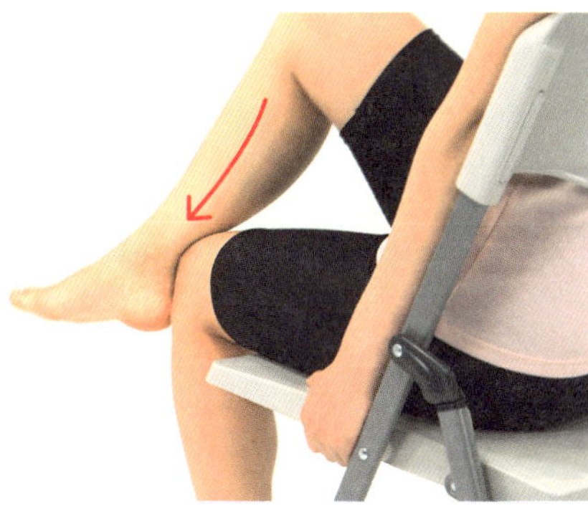

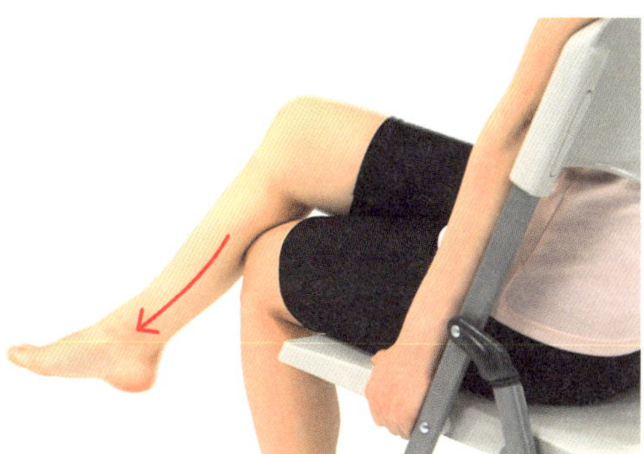

応用編
2

ライン③

外側

外側のラインをシューッと

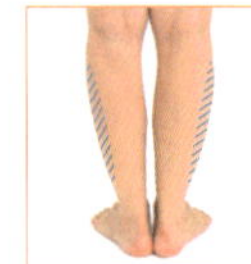

右足の外側をシューッと

左足のひざで、右足の外側を下から上に、シューッとこするようにマッサージ。下から上へ、5回繰り返します。

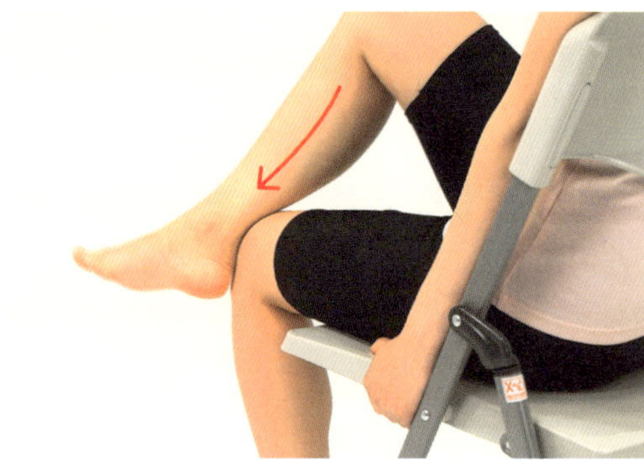

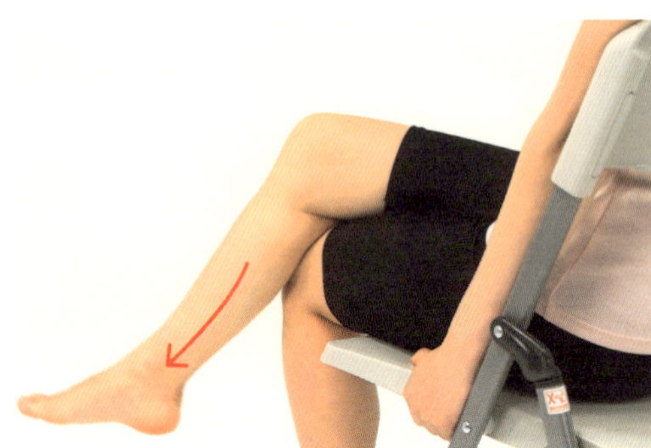

これで右足は終了！ 左足も同様に行ってください。

日常生活で血流が滞らない習慣

日頃の生活でも、血流が滞らないような習慣を身につけておくことが大切です。そこで、ここからは、血流アップに効果的な「歩き方、座り方、立ち方」をご紹介していきます！

血流を滞らせない 歩き方

● NG姿勢はこれ！

後ろに体重をかけて歩く人がいます。でも、これではふくらはぎの筋肉があまり使われず、血流をよくするふくらはぎの"ポンプ機能"の効果が発揮されません。

×

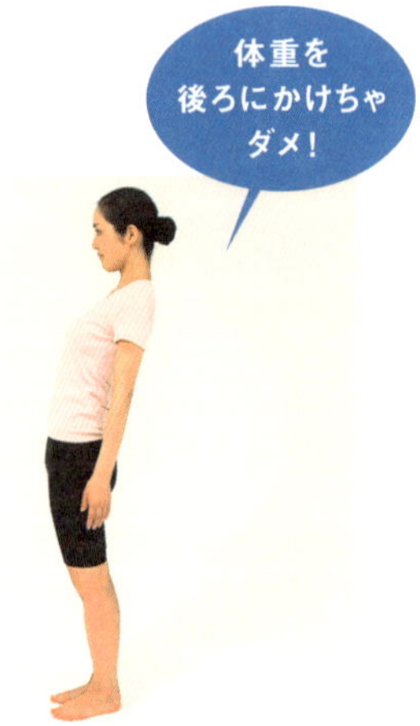
体重を
後ろにかけちゃ
ダメ！

● 正しい歩き方の③ポイント！

①
姿勢を正す

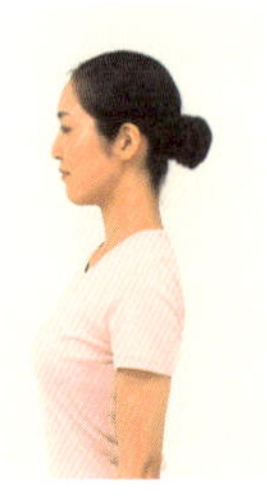

②
足を地面にしっかりつけて、スムーズに体重を移動する

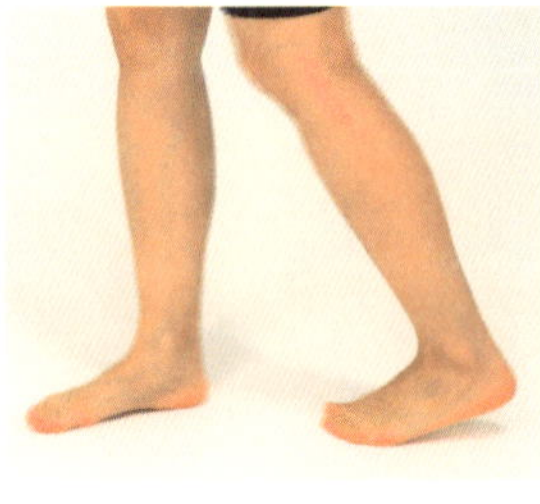

③
つねにふくらはぎを意識して歩く

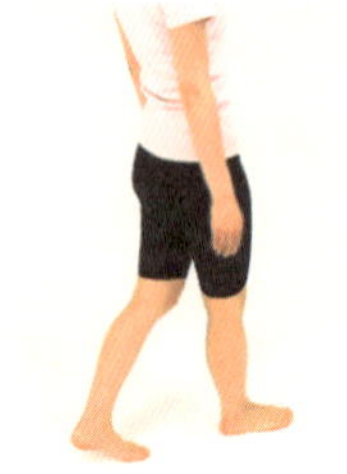

↓

これで血流アップ！

血流を滞らせない 座り方

NG姿勢はこれ！

足を組んでしまうと、お尻の血流が圧迫されてしまいます。その上、長時間座っていると、さらに血流が悪くなり、足が極端にむくんだり、体調が悪くなってしまうこともあります。

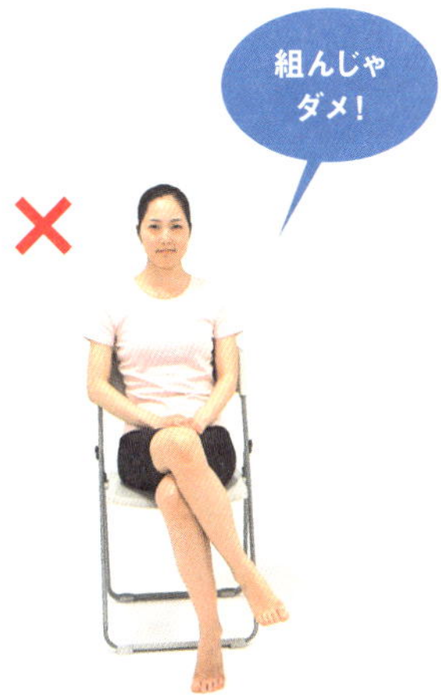

正しい座り方の③ポイント！

① 座布団を敷く

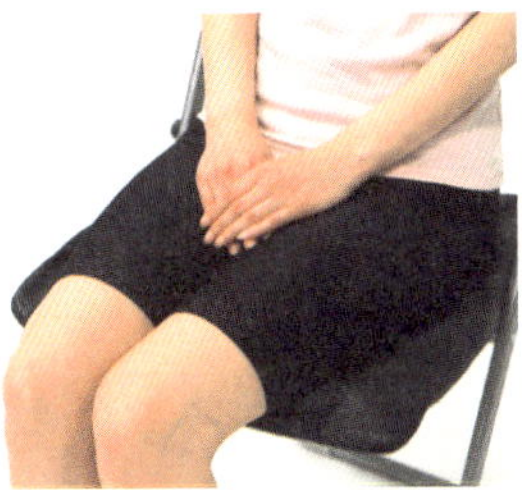

② 足を組まない

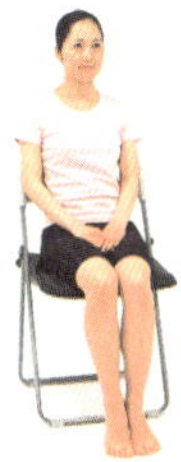

③ 1時間に1回は歩く

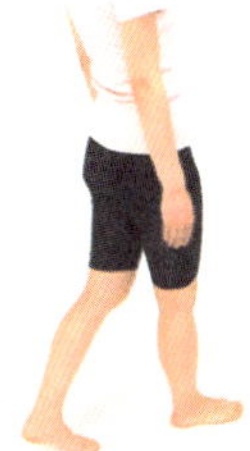

これで血流アップ！

血流を滞らせない 立ち方

靴を履いたままでもできる！「グー、パー」で血流アップ！

①

足の指先に、ギュッと力を入れます。
ジャンケンの「グー」のイメージ。

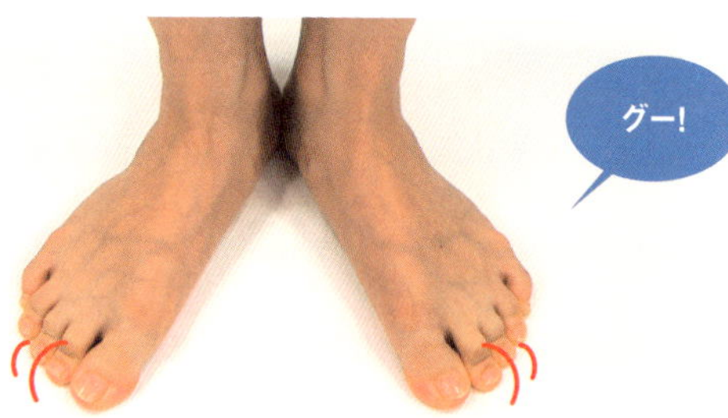

②

ギュッと握っていた指先の力をスッと抜きます。ジャンケンの「パー」のイメージ。①と②を繰り返します。

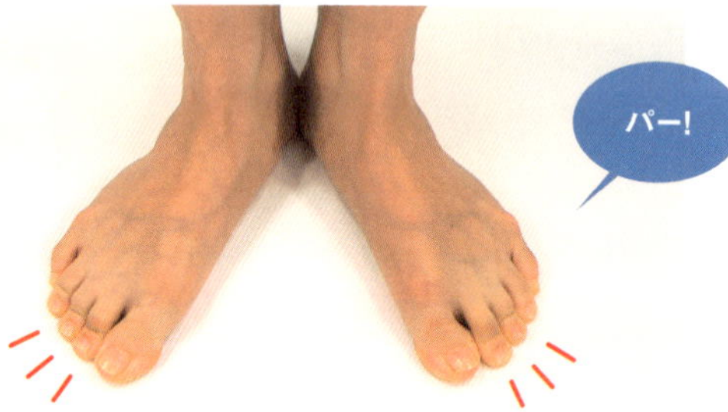

指先の末端の血流アップ！

「ふくらはぎマッサージ療法」

一問一答

前著『長生きしたけりゃふくらはぎをもみなさい』が大きな反響を呼び、編集部にはさまざまな質問が寄せられました。そこで、ここでは、それらのご質問に一問一答でお答えして参ります。

Q ふくらはぎはお風呂の中でもんでも効果はありますか？

A 効果はあります

お湯につかると血管が広がり、血流がよくなります。そこでふくらはぎマッサージを行えば、血流はいっそうよくなる可能性が高いでしょう。特に高血圧の人は、血圧が下がる場合があります。

ただし、これには注意が必要です。血圧が急に下がりすぎると、心臓に負担をかけて体調が悪くなってしまう場合もあります。

また、お風呂の中で夢中になってふくらはぎマッサージを行うことで、のぼせてしまい、めまいや転倒を引き起こす危険もあります。

ふくらはぎマッサージは、もむことで、体がポカポカしてきたり、筋肉がやわらかくなってくるのを体感することによって、その効果を実感できますが、お風呂の中でやると、最初から体が温まっていますから、効果を実感しにくいのです。

そのため、お風呂でやるなら、ほんの１～２分程度に（もしも、体調が悪くなったら、すぐにやめてください）。基本的には、お風呂から出て、就寝前などに行うのが安全で、効果も実感しやすいでしょう。

Q １日に何回もんでもいいですか？

A はい、大丈夫です

ただし、１回につき５～10分程度で十分です。ふくらはぎマッサージは毎日続けることが大切。あまりがんばりすぎて手の指を痛めてしまってはいけません。

無理なく続けられる回数と時間で、十分効果が期待できます。

Q 道具を使ってもいいでしょうか？

A できるだけ、手で

単にマッサージをするだけではなく、自分で直接ふくらはぎをさわって温度やかたさを確かめることで、体調をチェックすることが大切です。

そのため、道具を使うのではなく、手でもむことをお勧めしています。また、それが、もっとも効果が上がりやすいでしょう。

ただ、ずっともんでいると、指が痛くなることもあるでしょう。大抵これは、もみすぎによって起こる痛み。１回５～10分程度の短時間にしたほうが、毎日継続しやすくなります。

それでも指が痛い場合は、27Pでご紹介した「つかむ、さする、たたく」方法や33Pの「イスに座ってやる」方法を試してみてください。

Q 服の上からもんでもよいでしょうか？

A 構いません。でも……

ふくらはぎマッサージはいつでも、どこでも実践できることを目的に考案されています。そのため、服の上からもんでも構いません。そもそも会社や外出先では、直にさわることは難しいでしょう。

ただ、先ほどからお伝えしている通り、直にさわって、温度やかたさを実感することで、日々の体調の変化にも気づきやすくなるので、１日１回は、肌に直接さわって実践することをお勧めします。

Q なぜ、ふくらはぎの内側、真ん中、外側、ひざ裏、アキレス腱の５ラインをもむ必要があるのですか？

A ポンプ機能を高めるためです

一方向からだけではなく、５つの方向から圧をかけることで、ふくらはぎのポンプ機能が高まり、血流がよくなります。

Q テレビを見ながらやってもいいですか？

A はい、もちろん構いません。ただ……

お勧めしているのは、静かな環境で、血液を心臓に戻すイメージをもちながら、ふくらはぎに集中することです。そのほうが、ふくらはぎの温度やかたさに気づきがあり、効果も実感しやすいからです。

ふくらはぎをいたわりながら、「今日の体調はどう？」などと心で問いかけるなどしてマッサージすることをお勧めします。こうすることで、日々の体調の変化にも気づきやすくなるでしょう。

Q 特定の症状に効くツボはありますか？

A ありません

ふくらはぎマッサージは、特定のツボを押すと特定の症状に効く、という健康法でありません。基本のマッサージ（19P参照）を一通りやっていただくことで、さまざまな症状に効果が期待できます。

Q 寝つきの悪い幼稚園児の息子にしてあげてもよいでしょうか？

A とてもよいと思います

お子さんの就寝前にもんであげると、体がポカポカして、自律神経のバランスが整い、寝つきがよくなるケースが多いです。

編集部に届いた読者ハガキでも、「寝つきの悪かった5歳の娘にしてあげると、5分もたたずに眠ってしまった」「イライラすることの多い息子のふくらはぎをマッサージすると、すぐに落ち着き、寝てしまう」といった内容のものが届いています。

あとがき

いかがでしたでしょうか？　ふくらはぎマッサージを、ぜひ、毎日続けていただきたいと思います。この「毎日続ける」ということがとても大切なんです。あなたは、病気は、ある日突然かかるものと思っていませんか？　けっしてそんなことはありません。毎日の小さな不調や疲れ。これが解消されず、滞ることで、やがて病気へと発展してしまうのです。そうならないためにも、「その日の疲れはその日のうちにとる」。そんな意識でマッサージをすれば、毎日、続けられるのではないでしょうか。本書があなたの健康の一助になれば、こんなにうれしいことはありません。それでは、また、どこかでお会いしましょう！

槙 孝子

長生きしたけりゃ
ふくらはぎをもみなさい
DVDブック

発行日　2014年10月2日　第1版第1刷

監修者	鬼木豊
著者	槇孝子
デザイン	轡田昭彦＋坪井朋子
撮影	阿部貴（オール・ビー・スタッフ）
モデル	中野亜紀
編集協力	ロハス工房
校閲	柳元順子
DVD制作協力	メディアジャパン株式会社
編集担当	黒川精一
営業担当	増尾友裕
営業	丸山敏生、熊切絵理、石井耕平、菊池えりか、伊藤玲奈、櫻井恵子、田邊曜子、吉村寿美子、矢橋寛子、矢部愛、大村かおり、高垣真美、高垣知子、柏原由美、大原桂子、蓑浦万紀子、寺内未来子、綱脇愛
プロモーション	山田美恵、浦野稚加
編集	柿内尚文、小林英史、名越加奈枝、杉浦博道、舘瑞恵
編集総務	鵜飼美南子、髙山紗耶子、森川華山、高間裕子
講演事業	齋藤和佳
マネジメント	坂下毅
発行人	高橋克佳

発行所　株式会社アスコム

〒105-0002
東京都港区愛宕1-1-11　虎ノ門八束ビル
編集部　TEL：03-5425-6627
営業部　TEL：03-5425-6626　FAX：03-5425-6770

印刷・製本　中央精版印刷株式会社

Printed in Japan ISBN 978-4-7762-0841-9

DVDをご使用になる前に

DVD VIDEO

カラー	本編(30分)	2014年度作品	複製不可	レンタル禁止
2 NTSC 日本市場向		片面 1 層	MPEG-2	16:9

DVDについて

- DVDビデオは、映像と音声を高密度に記録したディスクです。DVDビデオ対応プレーヤーで再生してください。DVDドライブ付のパソコンやゲーム機などの一部の機種で再生できない場合があります。他の機器での再生における事故、故障などにはいっさいの責任を負いません。
- 各種再生、選択ボタンの操作は機種によって異なります。詳しくは、ご使用になるプレーヤーおよびモニター(テレビやパソコンなど)の取扱説明書をご参照ください。
- このディスクは、家庭内での私的鑑賞にのみご使用ください。本DVDビデオおよびパッケージは著作権法上の保護を受けております。ディスクに収録されているものの一部でも、権利者に無断で複製・改変・転売・放送・インターネットによる配信・上映・レンタル（有償、無償問わず）することは法律で固く禁じられています。
- 本DVDビデオや本書において乱丁・落丁、物理的欠陥があった場合は、不良個所を確認後お取り替えいたします。必ず本書とDVDディスクをあわせてご返送ください。

取り扱い上のご注意

- ディスクは両面とも、指紋、汚れ、傷などをつけないように取り扱ってください。またディスクに大きな負荷がかかると、データの読み取りに支障をきたす場合もありますのでご注意ください。
- ディスクは両面とも、鉛筆、ボールペン、油性ペンなどで文字や絵を書いたり、シールなどを貼付しないでください。
- ひび割れや変形、または接着剤で補修されたディスクは危険ですから、絶対に使用しないでください。また静電気防止剤やスプレーなどの使用は、ひび割れの原因となることがあります。
- 使用後は、必ずプレーヤーから取り出し、DVD専用の袋やケースに収めて、直射日光が当たる場所や高温多湿の場所を避けて保管してください。
- ディスクの上に重いものを置いたり落としたりすると、ひび割れなどの原因になります。

DVD鑑賞上のご注意

- ご視聴の際は、部屋を明るくし、なるべくモニター画面より離れてご覧ください。